Table Of Contents

3

Introducción

¿Qué es la gingivitis?

La gingivitis es una enfermedad de las encías que se caracteriza por la inflamación de las mismas. Es causada por una acumulación de placa bacteriana en los dientes y las encías, y si no se trata adecuadamente, puede progresar a una enfermedad más grave conocida como periodontitis.

Los síntomas comunes de la gingivitis incluyen encías rojas e inflamadas, sensibilidad en las encías, sangrado al cepillarse o usar hilo dental, y mal aliento. Estos síntomas pueden ser leves al principio, pero si no se tratan, pueden empeorar con el tiempo.

La buena noticia es que la gingivitis es tratable y reversible en su etapa temprana. El tratamiento comienza con una buena higiene bucal, incluyendo cepillarse los dientes dos veces al día y usar hilo dental una vez al día. Además, se recomienda visitar al dentista regularmente para una limpieza profesional y una evaluación de la salud bucal.

Además de estos métodos convencionales, las hierbas también pueden ser muy útiles en el tratamiento de la gingivitis. Hay muchas plantas medicinales que tienen propiedades anti-inflamatorias y antibacterianas, lo que las hace ideales para combatir la infección y aliviar los síntomas de la gingivitis.

Algunas de estas hierbas incluyen la salvia, el té verde, la equinácea, el aloe vera y el aceite de árbol de té. Cada una de estas hierbas tiene su propia combinación única de compuestos activos que las hacen efectivas contra la gingivitis.

En resumen, la gingivitis es una enfermedad común de las encías que puede ser tratada y prevenida con una buena higiene bucal y el uso de hierbas medicinales. Si experimenta síntomas de gingivitis, asegúrese de visitar a su dentista para obtener un diagnóstico preciso y un plan de tratamiento personalizado.

¿Por qué es importante tratar la gingivitis?

La gingivitis es una enfermedad periodontal común que afecta a una gran cantidad de personas en todo el mundo. Esta enfermedad es causada por la inflamación de las encías debido a la acumulación de placa bacteriana y sarro en la línea de las encías. Si no se trata adecuadamente, la gingivitis puede progresar a una enfermedad periodontal más grave, lo que puede causar la pérdida de dientes y otros problemas de salud.

Es importante tratar la gingivitis para prevenir su progreso y para prevenir otros problemas de salud bucal. Si no se trata, la gingivitis puede progresar a una enfermedad periodontal más grave. La enfermedad periodontal puede causar la pérdida de dientes y otros problemas de salud bucal. Además de los problemas de salud bucal, la enfermedad periodontal también está relacionada con otros problemas de salud, como enfermedades cardíacas, diabetes y otros problemas de salud crónicos.

El tratamiento de la gingivitis es importante porque puede prevenir la progresión de la enfermedad y prevenir otros problemas de salud bucal. El tratamiento para la gingivitis incluye la eliminación de la placa bacteriana y el sarro de la línea de las encías y el tratamiento de cualquier infección que pueda estar presente. Los dentistas pueden tratar la gingivitis y proporcionar orientación sobre cómo prevenir su recurrencia.

Las plantas medicinales son una forma natural y efectiva de tratar la gingivitis. Algunas plantas medicinales tienen propiedades antisépticas, antiinflamatorias y analgésicas que pueden ayudar a reducir la inflamación de las encías y prevenir la progresión de la enfermedad. Las plantas medicinales también pueden proporcionar un alivio natural del dolor y la inflamación asociados con la gingivitis.

En resumen, el tratamiento de la gingivitis es importante para prevenir la progresión de la enfermedad y prevenir otros problemas de salud bucal y crónicos. Los dentistas pueden proporcionar tratamiento y orientación sobre cómo prevenir la recurrencia de la enfermedad. Las plantas medicinales también pueden ser una forma natural y efectiva de tratar la gingivitis y proporcionar alivio del dolor y la inflamación asociados con la enfermedad.

¿Qué son las hierbas medicinales y cómo pueden ayudar en el tratamiento de la gingivitis?

Las hierbas medicinales son plantas que contienen compuestos activos que se utilizan con fines terapéuticos. Estos compuestos pueden ayudar a reducir la inflamación, el dolor y la infección en el cuerpo. En el caso de la gingivitis, las hierbas medicinales pueden ser una herramienta muy útil en el tratamiento de esta enfermedad dental.

Existen muchas hierbas que se han utilizado durante siglos para tratar problemas bucales y dentales. Algunas de las más efectivas para tratar la gingivitis son la salvia, la menta, el tomillo y el té verde. Estas hierbas contienen compuestos que tienen propiedades antiinflamatorias, antibacterianas y analgésicas que pueden ayudar a reducir la inflamación y el dolor en las encías.

La salvia es una hierba que se ha utilizado durante mucho tiempo para tratar problemas dentales. Contiene compuestos que tienen propiedades antibacterianas y antiinflamatorias que pueden ayudar a reducir la inflamación y la infección en las encías. La menta también es una hierba muy efectiva para tratar la gingivitis. Contiene mentol, un compuesto que tiene propiedades analgésicas y antiinflamatorias que pueden ayudar a reducir el dolor y la inflamación en las encías.

El tomillo es otra hierba que se ha utilizado tradicionalmente para tratar problemas dentales. Contiene compuestos que tienen propiedades antibacterianas y antiinflamatorias que pueden ayudar a reducir la inflamación y la infección en las encías. El té verde es otra hierba muy efectiva para tratar la gingivitis. Contiene catequinas, un tipo de compuesto que tiene propiedades antibacterianas y antiinflamatorias que pueden ayudar a reducir la inflamación y la infección en las encías.

En conclusión, las hierbas medicinales pueden ser una herramienta muy efectiva en el tratamiento de la gingivitis. Si estás buscando una forma natural de tratar esta enfermedad dental, considera incorporar algunas de estas hierbas en tu dieta o enjuagues bucales. Siempre es recomendable consultar con un profesional de la salud antes de comenzar cualquier tratamiento para la gingivitis.

Hierbas medicinales para tratar la gingivitis

Hierbas antisépticas

La gingivitis es una enfermedad común que afecta a muchas personas en todo el mundo. Afortunadamente, hay muchas hierbas antisépticas que se pueden usar para tratar la gingivitis. Las hierbas antisépticas son plantas que contienen propiedades antimicrobianas que pueden matar las bacterias y otros microorganismos que causan la gingivitis.

Una de las hierbas antisépticas más populares para tratar la gingivitis es la salvia. La salvia es una planta que tiene propiedades antimicrobianas y antiinflamatorias que pueden ayudar a reducir la inflamación y el dolor asociados con la gingivitis. También se puede utilizar para tratar la halitosis o el mal aliento.

Otra hierba antiséptica efectiva para tratar la gingivitis es el árbol del té. El aceite de árbol del té contiene propiedades antimicrobianas y antiinflamatorias que lo hacen efectivo para tratar la gingivitis. Se puede utilizar como enjuague bucal para reducir la inflamación y la irritación en las encías.

La menta es otra hierba antiséptica que puede ayudar a tratar la gingivitis. La menta contiene propiedades antimicrobianas y antiinflamatorias que pueden ayudar a reducir la inflamación y el dolor asociados con la gingivitis. También se puede utilizar para tratar la halitosis o el mal aliento.

El tomillo es una hierba antiséptica que puede ayudar a tratar la gingivitis. El tomillo tiene propiedades antimicrobianas y antiinflamatorias que pueden ayudar a reducir la inflamación y el dolor asociados con la gingivitis. También se puede utilizar para tratar la halitosis o el mal aliento.

En conclusión, las hierbas antisépticas son una excelente opción para tratar la gingivitis. La salvia, el árbol del té, la menta y el tomillo son solo algunas de las hierbas antisépticas que se pueden utilizar para tratar la gingivitis. Es importante hablar con un profesional de la salud antes de comenzar cualquier tratamiento a base de hierbas, especialmente si está embarazada o amamantando.

Salvia

La Salvia, una hierba medicinal muy valorada en la antigüedad, es conocida por sus propiedades curativas y beneficios para la salud bucal. Esta planta, también conocida como Salvia officinalis, es originaria de la región mediterránea y ha sido utilizada durante siglos para tratar diversas dolencias, incluyendo la gingivitis.

La Salvia contiene una variedad de compuestos que son beneficiosos para la salud bucal, incluyendo ácido rosmarínico, flavonoides y triterpenoides. Estos compuestos actúan como antioxidantes y antiinflamatorios, lo que ayuda a reducir la inflamación de las encías y promueve la curación.

Además, la Salvia tiene propiedades antibacterianas y antifúngicas que pueden ayudar a combatir las bacterias y hongos que causan la gingivitis. Esto es especialmente importante ya que la gingivitis es causada por la acumulación de placa bacteriana en los dientes y las encías.

Un estudio realizado en 2016 encontró que el enjuague bucal de Salvia redujo significativamente la inflamación de las encías y mejoró la salud bucal en pacientes con gingivitis.

La Salvia también puede ayudar a reducir la halitosis o mal aliento, otro síntoma común de la gingivitis. Sus propiedades antibacterianas y antiinflamatorias pueden ayudar a reducir la inflamación y la acumulación de bacterias en la boca, lo que puede mejorar el aliento.

Para aprovechar los beneficios de la Salvia, puede utilizarla en forma de té, enjuague bucal o incluso como un aceite esencial. Sin embargo, es importante tener en cuenta que la Salvia debe ser utilizada con precaución y bajo la supervisión de un profesional de la salud, ya que puede tener efectos secundarios en ciertas personas.

En conclusión, la Salvia es una hierba medicinal poderosa que puede ayudar a mejorar la salud bucal y tratar la gingivitis. Si está interesado en utilizar la Salvia como parte de su tratamiento para la gingivitis, asegúrese de hablar con su dentista o profesional de la salud para determinar la mejor forma de utilizarla.

Tomillo

Tomillo es una hierba que ha sido utilizada desde la antigüedad por sus propiedades medicinales. Además de ser un ingrediente común en la cocina, el tomillo se utiliza para tratar una serie de dolencias, incluyendo la gingivitis.

La gingivitis es una condición común que afecta las encías. Se caracteriza por enrojecimiento, inflamación y sangrado de las encías. Si no se trata, puede llevar a una enfermedad más grave de las encías conocida como periodontitis.

El tomillo es conocido por sus propiedades antibacterianas y antiinflamatorias, lo que lo convierte en un remedio natural efectivo para tratar la gingivitis. El aceite esencial de tomillo contiene timol, un compuesto que ha demostrado ser efectivo en la eliminación de bacterias que causan la gingivitis.

Para utilizar el tomillo para tratar la gingivitis, se puede hacer una infusión de la hierba y usarla como un enjuague bucal. Para hacer la infusión, se deben mezclar dos cucharadas de hojas de tomillo fresco en una taza de agua caliente. Deje reposar durante unos minutos y luego cuele la mezcla. Luego, use la infusión como un enjuague bucal dos veces al día.

Otra forma de utilizar el tomillo para tratar la gingivitis es mezclar una gota de aceite esencial de tomillo con una cucharada de aceite de coco y frotar la mezcla en las encías inflamadas. El aceite de coco tiene propiedades antibacterianas y antiinflamatorias adicionales, lo que lo convierte en un complemento efectivo para el tomillo en el tratamiento de la gingivitis.

Es importante tener en cuenta que el uso de tomillo para tratar la gingivitis no es un sustituto del cuidado dental regular. Si experimenta síntomas de gingivitis, es importante visitar a un dentista para recibir un tratamiento adecuado. Sin embargo, el tomillo puede ser un complemento natural efectivo para ayudar a aliviar los síntomas de la gingivitis y prevenir su progreso.

Romero

Romero es una hierba aromática que ha sido utilizada desde la antigüedad por sus propiedades medicinales. También conocido como Rosmarinus officinalis, el romero es nativo de la región mediterránea y se ha extendido por todo el mundo debido a su uso en la cocina y en la medicina.

Esta hierba es rica en antioxidantes y compuestos antiinflamatorios que pueden ayudar a combatir la gingivitis. La gingivitis es una inflamación de las encías que es causada por la acumulación de placa bacteriana en los dientes y las encías. Si no se trata, la gingivitis puede progresar a una enfermedad más grave llamada periodontitis.

El romero puede ayudar a tratar la gingivitis de varias maneras. En primer lugar, tiene propiedades antibacterianas que pueden ayudar a reducir la cantidad de bacterias en la boca. Esto puede reducir la inflamación de las encías y prevenir la progresión de la enfermedad.

Además, el romero puede ayudar a fortalecer las encías y los dientes. Contiene calcio, hierro y vitamina C, que son nutrientes importantes para la salud dental. También contiene ácido rosmarínico, que puede ayudar a reducir la inflamación y el dolor.

Para aprovechar los beneficios del romero para la gingivitis, puede hacer una infusión de romero y enjuagar la boca con ella dos veces al día. Para hacer la infusión, simplemente agregue una cucharada de hojas de romero secas a una taza de agua caliente y deje reposar durante 10 minutos antes de colar.

También puede agregar romero fresco a sus comidas para obtener sus beneficios antibacterianos y antiinflamatorios. El romero es una hierba versátil que se puede agregar a muchos platos, desde carnes hasta verduras.

En resumen, el romero es una hierba medicinal que puede ayudar a tratar la gingivitis de varias maneras. Tiene propiedades antibacterianas y antiinflamatorias que pueden reducir la inflamación de las encías y prevenir la progresión de la enfermedad. Pruebe agregar romero a su dieta o hacer una infusión de romero para aprovechar sus beneficios para la salud dental.

Eucalipto

El eucalipto es una planta medicinal que ha sido utilizada durante siglos para tratar diversas enfermedades. En particular, el aceite esencial de eucalipto es conocido por sus propiedades antibacterianas y antiinflamatorias, lo que lo hace efectivo para tratar la gingivitis.

La gingivitis es una enfermedad común de las encías que se produce cuando la placa bacteriana se acumula en los dientes y las encías, lo que provoca inflamación y sangrado. Si no se trata, puede progresar a una forma más grave de enfermedad de las encías conocida como periodontitis.

El eucalipto es efectivo para tratar la gingivitis porque contiene un compuesto llamado cineol, que es un poderoso agente antibacteriano. Cuando se aplica en la boca, el aceite esencial de eucalipto puede ayudar a matar las bacterias que causan la inflamación en las encías y reducir la inflamación.

Hay varias formas de utilizar el eucalipto para tratar la gingivitis. Una opción es agregar unas gotas de aceite esencial de eucalipto a un vaso de agua y usarlo como enjuague bucal. Otra opción es aplicar una pequeña cantidad de aceite esencial de eucalipto directamente en las encías inflamadas.

Es importante tener en cuenta que el aceite esencial de eucalipto debe diluirse antes de su uso y no debe ser ingerido. También es importante hablar con un profesional de la salud antes de utilizar cualquier remedio natural para tratar la gingivitis, especialmente si se están utilizando otros medicamentos o si se tiene alguna condición de salud subyacente.

En resumen, el eucalipto es un remedio natural efectivo para tratar la gingivitis debido a sus propiedades antibacterianas y antiinflamatorias. Si se usa correctamente, puede ayudar a reducir la inflamación y la placa bacteriana en las encías, lo que puede prevenir la progresión de la enfermedad de las encías.

Hierbas antiinflamatorias

La gingivitis es una enfermedad periodontal que afecta a muchas personas en todo el mundo. Se caracteriza por la inflamación y el sangrado de las encías, lo que puede provocar la pérdida de dientes y otros problemas de salud. Afortunadamente, existen muchas hierbas antiinflamatorias que pueden ayudar a tratar la gingivitis de manera natural.

La cúrcuma es una hierba antiinflamatoria popular que se utiliza en la medicina tradicional india para tratar diversas afecciones, incluida la gingivitis. La cúrcuma contiene curcumina, un compuesto que tiene propiedades antiinflamatorias y antioxidantes. La curcumina puede ayudar a reducir la inflamación de las encías y prevenir la recurrencia de la gingivitis.

El ajo es otra hierba antiinflamatoria que se ha utilizado durante siglos para tratar diversas afecciones, incluida la gingivitis. El ajo contiene alicina, un compuesto que tiene propiedades antibacterianas y antiinflamatorias. La alicina puede ayudar a reducir la inflamación de las encías y prevenir la recurrencia de la gingivitis.

La manzanilla es una hierba antiinflamatoria suave que se ha utilizado durante siglos para tratar diversas afecciones, incluida la gingivitis. La manzanilla contiene flavonoides, compuestos que tienen propiedades antiinflamatorias y antioxidantes. Los flavonoides pueden ayudar a reducir la inflamación de las encías y prevenir la recurrencia de la gingivitis.

El té verde es otra hierba antiinflamatoria que se ha utilizado durante siglos para tratar diversas afecciones, incluida la gingivitis. El té verde contiene catequinas, compuestos que tienen propiedades antiinflamatorias y antioxidantes. Las catequinas pueden ayudar a reducir la inflamación de las encías y prevenir la recurrencia de la gingivitis.

En conclusión, hay muchas hierbas antiinflamatorias que pueden ayudar a tratar la gingivitis de manera natural. La cúrcuma, el ajo, la manzanilla y el té verde son solo algunas de las hierbas que se pueden utilizar para tratar la gingivitis. Si tiene gingivitis, es importante hablar con su dentista o profesional de la salud antes de usar cualquier hierba para tratar su condición.

Manzanilla

La Manzanilla es una hierba muy popular en la medicina natural para tratar diversas dolencias, entre ellas la gingivitis. Esta planta medicinal es originaria de Europa y Asia, pero se cultiva en muchas partes del mundo debido a sus propiedades curativas.

La manzanilla se ha utilizado desde la antigüedad para tratar problemas de la piel, infecciones y trastornos digestivos. Pero su acción antiinflamatoria y antibacteriana también la hacen efectiva en el tratamiento de la gingivitis. Esta afección se produce cuando las encías se inflaman debido a la acumulación de placa dental y bacterias.

La manzanilla contiene compuestos como la apigenina y la quercetina, que le confieren propiedades antiinflamatorias y antioxidantes. Estas sustancias ayudan a reducir la inflamación de las encías y a combatir las bacterias que causan la gingivitis.

Para utilizar la manzanilla en el tratamiento de la gingivitis, se puede preparar una infusión con sus flores. Se recomienda hacer enjuagues bucales con esta infusión dos veces al día, después de cepillarse los dientes. También se pueden aplicar compresas con la infusión fría sobre las encías inflamadas para aliviar el dolor y la inflamación.

Es importante recordar que la manzanilla no es un substituto del tratamiento dental profesional. Si tienes síntomas de gingivitis, es importante que acudas a un dentista para recibir un diagnóstico y tratamiento adecuados. Sin embargo, la manzanilla puede ser un complemento útil para reducir la inflamación y el dolor mientras se recibe tratamiento.

En conclusión, la manzanilla es una hierba medicinal que puede ser efectiva en el tratamiento de la gingivitis debido a sus propiedades antiinflamatorias y antibacterianas. Si deseas utilizarla para aliviar los síntomas de esta afección, asegúrate de prepararla adecuadamente y utilizarla como un complemento a tu tratamiento dental.

Caléndula

La caléndula, también conocida como maravilla, es una planta medicinal que ha sido utilizada durante siglos para tratar una amplia variedad de enfermedades y dolencias. Entre ellas se encuentra la gingivitis, una inflamación de las encías que puede causar dolor, sangrado y mal aliento.

La caléndula contiene compuestos antiinflamatorios y antibacterianos que la convierten en un remedio natural efectivo para tratar la gingivitis. Estos compuestos ayudan a reducir la inflamación de las encías y combatir las bacterias que causan la enfermedad.

Para utilizar la caléndula en el tratamiento de la gingivitis, se puede preparar una infusión con sus flores secas y aplicarla directamente sobre las encías inflamadas con un algodón o una gasa. También se puede utilizar una tintura de caléndula diluida en agua para hacer gárgaras y enjuagues bucales.

Además de tratar la gingivitis, la caléndula también puede ayudar a aliviar el dolor de las encías, reducir la inflamación de la boca y mejorar la salud oral en general. Es por ello que muchos dentistas y profesionales de la salud recomiendan el uso de esta planta medicinal como complemento a los tratamientos convencionales para la gingivitis.

Es importante destacar que, aunque la caléndula es un remedio natural seguro y efectivo, siempre es recomendable consultar con un profesional de la salud antes de utilizarla para el tratamiento de cualquier enfermedad o dolencia. De esta manera, se pueden evitar posibles contraindicaciones o efectos secundarios no deseados.

En conclusión, la caléndula es una planta medicinal con propiedades antiinflamatorias y antibacterianas que la convierten en un remedio natural efectivo para tratar la gingivitis y mejorar la salud oral en general. Si sufres de esta enfermedad o deseas prevenirla, no dudes en incluir la caléndula en tu cuidado bucal diario.

Árnica

La Árnica es una planta medicinal que ha sido utilizada durante siglos para tratar una variedad de dolencias, incluyendo la gingivitis. Es una planta perenne que crece en las regiones montañosas de Europa, Asia y América del Norte. La Árnica es conocida por sus propiedades antiinflamatorias y analgésicas, por lo que es muy efectiva para aliviar la inflamación y el dolor en las encías.

La Árnica contiene compuestos activos que se conocen como lactonas sesquiterpénicas, que son responsables de sus propiedades antiinflamatorias y analgésicas. Estas lactonas también tienen propiedades antifúngicas y antibacterianas, lo que las convierte en un tratamiento eficaz para la gingivitis.

La forma más común de utilizar la Árnica para tratar la gingivitis es en forma de gel o crema tópica. Se aplica directamente en las encías inflamadas y se masajea suavemente para aliviar el dolor y reducir la inflamación. La Árnica también está disponible en forma de tintura, que se puede diluir en agua y utilizar como enjuague bucal.

Es importante tener en cuenta que la Árnica no debe ser ingerida, ya que puede ser tóxica si se consume en grandes cantidades. Por lo tanto, siempre se debe seguir las instrucciones del fabricante y consultar con un profesional de la salud antes de usar cualquier producto a base de Árnica.

En conclusión, la Árnica es una planta medicinal muy efectiva para tratar la gingivitis gracias a sus propiedades antiinflamatorias, analgésicas, antifúngicas y antibacterianas. Es importante utilizarla adecuadamente y bajo la supervisión de un profesional de la salud para obtener los mejores resultados.

Malva

Malva es una de las plantas medicinales más efectivas para tratar la gingivitis. Esta planta se ha utilizado en la medicina tradicional desde hace siglos debido a sus propiedades curativas. La malva es conocida por sus propiedades antiinflamatorias y analgésicas, lo que la convierte en un remedio natural ideal para tratar la inflamación y el dolor en las encías.

La malva contiene una gran cantidad de mucílagos, que son una sustancia gelatinosa que se encuentra en algunas plantas. Estos mucílagos tienen la capacidad de proteger la mucosa bucal y aliviar la irritación en las encías. Además, la malva también contiene antioxidantes que ayudan a prevenir la inflamación y el envejecimiento celular.

La malva se puede utilizar de diferentes formas para tratar la gingivitis. Una de las formas más comunes es preparando una infusión con las hojas y flores de la planta. Para preparar la infusión, se deben hervir las hojas y flores de la malva en agua durante varios minutos. Luego, se debe colar la infusión y dejarla enfriar antes de utilizarla como enjuague bucal. Este enjuague bucal puede utilizarse varias veces al día para aliviar el dolor y la inflamación en las encías.

Otra forma de utilizar la malva para tratar la gingivitis es preparando una pasta con las hojas y flores de la planta. Para preparar la pasta, se deben triturar las hojas y flores de la malva hasta obtener una mezcla suave. Luego, se debe aplicar la pasta directamente sobre las encías inflamadas y dejarla actuar durante varios minutos antes de enjuagar con agua tibia. Esta pasta puede utilizarse varias veces a la semana para aliviar el dolor y la inflamación en las encías.

En resumen, la malva es una planta medicinal muy efectiva para tratar la gingivitis. Sus propiedades antiinflamatorias y analgésicas la convierten en un remedio natural ideal para aliviar el dolor y la inflamación en las encías. Además, su contenido en antioxidantes la hacen ideal para prevenir la inflamación y el envejecimiento celular. Si sufres de gingivitis, no dudes en probar los beneficios de la malva para aliviar tus síntomas.

Hierbas analgésicas

Las hierbas analgésicas son una excelente opción para tratar la gingivitis y aliviar el dolor y la inflamación que esta enfermedad puede causar. Estas hierbas, que tienen propiedades medicinales, pueden ser utilizadas de forma tópica o interna y tienen un efecto analgésico muy efectivo.

Entre las hierbas analgésicas más utilizadas para tratar la gingivitis se encuentran la manzanilla, el clavo de olor, la menta y el eucalipto. La manzanilla es conocida por sus propiedades antiinflamatorias y analgésicas, por lo que es ideal para aliviar el dolor y la inflamación en las encías. El clavo de olor, por su parte, tiene un efecto anestésico natural, por lo que es excelente para tratar el dolor dental. La menta y el eucalipto tienen propiedades analgésicas y refrescantes, por lo que son ideales para aliviar el dolor y la inflamación en las encías.

Otras hierbas que pueden ayudar a aliviar el dolor y la inflamación en las encías son la salvia, el romero y la cúrcuma. La salvia tiene propiedades antibacterianas y antiinflamatorias, lo que la convierte en una excelente opción para tratar la gingivitis. El romero, por su parte, tiene propiedades analgésicas y antiinflamatorias, por lo que es ideal para aliviar el dolor y la inflamación en las encías. La cúrcuma, por último, tiene propiedades antiinflamatorias y antioxidantes, por lo que es excelente para tratar la gingivitis y prevenir su aparición.

Es importante tener en cuenta que, aunque las hierbas analgésicas son una excelente opción para tratar la gingivitis, es fundamental consultar con un dentista o un médico antes de utilizarlas. Además, es importante seguir una buena higiene bucal y llevar una alimentación saludable para prevenir la aparición de la gingivitis y otras enfermedades bucales.

Menta

La menta es una hierba muy popular y ampliamente utilizada en todo el mundo. Se ha utilizado durante siglos como remedio natural para una variedad de dolencias, incluida la gingivitis. La menta es conocida por su capacidad para aliviar el dolor y reducir la inflamación, lo que la convierte en una excelente opción para tratar los síntomas de la gingivitis.

La menta contiene compuestos activos conocidos como mentol y eucaliptol. Estos compuestos tienen propiedades antiinflamatorias y analgésicas que ayudan a reducir la inflamación y el dolor en las encías. También tienen propiedades antibacterianas que ayudan a combatir las bacterias que causan la gingivitis.

Existen varias formas en que se puede utilizar la menta para tratar la gingivitis. Una forma es hacer un enjuague bucal con aceite de menta. Simplemente agregue unas gotas de aceite de menta a un vaso de agua tibia y enjuague su boca con la solución durante unos minutos. Esto ayudará a reducir la inflamación y el dolor en las encías y también ayudará a combatir las bacterias que causan la gingivitis.

Otra forma de utilizar la menta para tratar la gingivitis es hacer una pasta de dientes casera con hojas de menta fresca. Simplemente machaque las hojas de menta fresca y mezcle con un poco de bicarbonato de sodio y agua para hacer una pasta. Use esta pasta para cepillarse los dientes y las encías suavemente. Esto ayudará a reducir la inflamación y el dolor en las encías y también ayudará a combatir las bacterias que causan la gingivitis.

Además de tratar la gingivitis, la menta también tiene otros beneficios para la salud bucal. Es conocida por su capacidad para refrescar el aliento y también puede ayudar a prevenir la caries dental y la placa dental.

En conclusión, la menta es una hierba increíblemente versátil que puede ser utilizada para tratar una variedad de dolencias, incluida la gingivitis. Si está buscando un remedio natural para la gingivitis, la menta es definitivamente una opción que debe considerar. Ya sea que decida hacer un enjuague bucal con aceite de menta o hacer una pasta de dientes casera con hojas de menta fresca, la menta puede ayudar a aliviar los síntomas de la gingivitis y mejorar su salud bucal en general.

Regaliz

Regaliz es una hierba medicinal que se ha utilizado durante siglos para tratar una variedad de afecciones, incluida la gingivitis. Esta planta perenne, también conocida como raíz de regaliz, es originaria de Europa y Asia, y es conocida por su sabor dulce y distintivo.

El regaliz contiene una sustancia llamada ácido glicirrícico, que tiene propiedades antiinflamatorias y antimicrobianas. Estas propiedades hacen que el regaliz sea muy efectivo para tratar la gingivitis, una inflamación de las encías que puede ser causada por bacterias.

El regaliz también tiene propiedades antioxidantes, lo que significa que puede ayudar a proteger las células del cuerpo del daño causado por los radicales libres. Los radicales libres son moléculas inestables que pueden causar daño celular y contribuir al envejecimiento y a enfermedades crónicas.

Para tratar la gingivitis, el regaliz se puede tomar en forma de té o como suplemento en cápsulas. También se puede usar como enjuague bucal, mezclando una cucharadita de polvo de regaliz en agua tibia y haciendo gárgaras varias veces al día.

Es importante tener en cuenta que el regaliz no es adecuado para todos. Las mujeres embarazadas, las personas con presión arterial alta y las personas que toman ciertos medicamentos deben evitar el regaliz o hablar con su médico antes de usarlo.

En resumen, el regaliz es una hierba medicinal efectiva para tratar la gingivitis. Sus propiedades antiinflamatorias, antimicrobianas y antioxidantes lo convierten en una opción natural para aquellos que buscan tratar esta afección de manera segura y efectiva. Si está considerando usar regaliz para tratar la gingivitis, asegúrese de hablar con su médico primero para asegurarse de que sea seguro para usted.

Canela

La canela es una hierba popularmente conocida por su sabor y aroma, pero también es conocida por sus propiedades curativas para tratar diversas afecciones, incluyendo la gingivitis. La canela se ha utilizado durante siglos en la medicina tradicional para tratar enfermedades e infecciones.

La gingivitis es una inflamación de las encías que puede ser causada por una mala higiene dental, fumar, estrés y otros factores. La canela es conocida por sus propiedades antiinflamatorias y antibacterianas, lo que la convierte en una excelente opción para tratar la gingivitis.

El aceite esencial de canela tiene un compuesto llamado eugenol, que es conocido por sus propiedades analgésicas y antiinflamatorias. El eugenol ayuda a reducir la inflamación en las encías y alivia el dolor asociado con la gingivitis. También es conocido por sus propiedades antibacterianas, lo que ayuda a combatir las bacterias que causan la gingivitis.

La canela también es rica en antioxidantes, lo que ayuda a reducir la inflamación y proteger las células del daño causado por los radicales libres. Los radicales libres son moléculas inestables que pueden dañar las células y causar inflamación en las encías.

La canela se puede utilizar de varias maneras para tratar la gingivitis. Se puede agregar a la pasta de dientes o se puede hacer una infusión de canela y enjuagar la boca con ella varias veces al día. También se puede utilizar aceite esencial de canela diluido en agua para hacer gárgaras.

Es importante tener en cuenta que la canela debe utilizarse con precaución, ya que puede ser tóxica en grandes cantidades. También puede interactuar con ciertos medicamentos, por lo que es importante hablar con un profesional de la salud antes de utilizarla como tratamiento.

En conclusión, la canela es una hierba con propiedades antiinflamatorias, analgésicas y antibacterianas que la convierten en una excelente opción para tratar la gingivitis. Sin embargo, es importante utilizarla con precaución y hablar con un profesional de la salud antes de utilizarla como tratamiento.

Clavo de olor

El clavo de olor es una especia muy popular que se utiliza en la cocina para dar sabor a los platillos, pero también tiene propiedades medicinales que pueden ayudar a tratar la gingivitis. El aceite de clavo de olor es un ingrediente común en la mayoría de los enjuagues bucales y pastas dentales, ya que se ha demostrado que tiene propiedades antiinflamatorias y analgésicas.

La gingivitis es una inflamación de las encías que puede ser causada por una mala higiene bucal, la acumulación de placa bacteriana, el tabaquismo y una dieta poco saludable. Los síntomas incluyen encías rojas, inflamadas, sangrantes y sensibles. Si no se trata, la gingivitis puede progresar a una enfermedad periodontal más grave, que puede causar la pérdida de dientes.

El clavo de olor puede ayudar a tratar la gingivitis de varias maneras. En primer lugar, tiene propiedades antiinflamatorias que pueden reducir la inflamación de las encías. También tiene propiedades analgésicas que pueden aliviar el dolor y la sensibilidad. Además, el aceite de clavo de olor tiene propiedades antimicrobianas que pueden ayudar a combatir las bacterias que causan la gingivitis.

Para utilizar el clavo de olor para tratar la gingivitis, puede agregar unas gotas de aceite esencial de clavo de olor a su enjuague bucal o pasta dental. También puede hacer una solución de enjuague bucal casera con aceite de clavo de olor, agua y sal. Mezcle una cucharadita de aceite de clavo de olor con una taza de agua tibia y una pizca de sal. Use esta solución como enjuague bucal dos veces al día.

También puede hacer una pasta dental casera mezclando aceite de clavo de olor con bicarbonato de sodio y un poco de agua para formar una pasta. Use esta pasta para cepillarse los dientes dos veces al día.

Es importante tener en cuenta que el clavo de olor no es un sustituto de una buena higiene bucal y una dieta saludable. Asegúrese de cepillarse los dientes dos veces al día, usar hilo dental y comer una dieta equilibrada para mantener una buena salud bucal. Si experimenta síntomas persistentes de gingivitis, consulte a su dentista para recibir tratamiento adicional.

Remedios caseros para tratar la gingivitis con hierbas

Enjuagues bucales

Enjuagues bucales

Los enjuagues bucales son una herramienta importante en la lucha contra la gingivitis. Aunque no deben utilizarse como un reemplazo de la limpieza regular con cepillo y pasta dental, pueden ser muy útiles para reducir la inflamación y el sangrado de las encías.

Existen muchos tipos diferentes de enjuagues bucales disponibles en el mercado, pero para tratar la gingivitis, es importante elegir uno que contenga ingredientes naturales y herbales. Los enjuagues bucales a base de hierbas pueden ser muy efectivos para combatir la inflamación y la infección en las encías.

Algunas de las hierbas más comúnmente utilizadas en los enjuagues bucales incluyen la salvia, la menta, el tomillo y el eucalipto. Estas hierbas tienen propiedades antibacterianas y antiinflamatorias que ayudan a reducir la inflamación y la irritación en las encías.

Es importante leer las etiquetas de los enjuagues bucales cuidadosamente para asegurarse de que contengan ingredientes naturales y herbales. Evite los enjuagues bucales que contienen ingredientes sintéticos o químicos, ya que estos pueden ser irritantes para las encías y empeorar la inflamación.

Para utilizar un enjuague bucal correctamente, enjuague su boca con el líquido durante al menos 30 segundos, haciendo gárgaras y moviendo el líquido alrededor de toda la boca. Luego, escupa el líquido y no lo trague.

Si está experimentando problemas graves de gingivitis, puede ser necesario utilizar enjuagues bucales específicos para la gingivitis que contengan ingredientes adicionales para tratar la infección. Pregunte a su dentista o profesional de la salud sobre los enjuagues bucales recomendados para su caso específico.

En resumen, los enjuagues bucales pueden ser una herramienta útil en la lucha contra la gingivitis, pero es importante elegir un producto natural y herbal para obtener los mejores resultados. Utilice los enjuagues bucales como complemento de la limpieza regular con cepillo y pasta dental y consulte con su dentista o profesional de la salud para obtener recomendaciones específicas para su caso.

Enjuague de salvia y tomillo

La gingivitis es una enfermedad dental común que puede ser tratada con eficacia utilizando hierbas medicinales. Si estás buscando una solución natural y efectiva para tratar la gingivitis, considera el enjuague de salvia y tomillo.

La salvia y el tomillo son dos hierbas medicinales que tienen propiedades antibacterianas y antiinflamatorias. Estas propiedades hacen que sean muy eficaces para tratar la gingivitis. Además, estas hierbas son fáciles de encontrar y son muy económicas.

Para hacer el enjuague de salvia y tomillo, necesitarás un puñado de hojas de salvia fresca y un puñado de hojas de tomillo fresco. Hierve una taza de agua y añade las hojas de salvia y tomillo. Deja que la mezcla hierva durante unos minutos y luego cuela las hojas. Deja que el enjuague se enfríe antes de usarlo.

Para utilizar el enjuague, simplemente enjuaga tu boca con él durante unos minutos después de cepillarte los dientes. No tragues el enjuague, sino escúpelo después de utilizarlo.

El enjuague de salvia y tomillo es una solución natural y efectiva para tratar la gingivitis. Sin embargo, es importante recordar que la gingivitis puede ser un signo de problemas dentales más graves. Si experimentas dolor o sangrado en las encías, es importante que consultes a un dentista para obtener un tratamiento adecuado.

Si estás buscando una solución natural y efectiva para tratar la gingivitis, considera el enjuague de salvia y tomillo. Estas hierbas medicinales son fáciles de encontrar y son muy económicas. Además, tienen propiedades antibacterianas y antiinflamatorias que las hacen muy eficaces para tratar la gingivitis. Prueba el enjuague de salvia y tomillo y descubre los beneficios de estas hierbas medicinales para la salud bucal.

Enjuague de manzanilla y árnica

El enjuague de manzanilla y árnica es una de las soluciones más efectivas para tratar la gingivitis. Esta mezcla de hierbas medicinales tiene propiedades antiinflamatorias, antisépticas y analgésicas que ayudan a reducir la hinchazón y el dolor en las encías.

La manzanilla es una planta medicinal que se ha utilizado durante siglos para tratar problemas de salud bucal. Contiene compuestos antiinflamatorios y antisépticos que ayudan a reducir la inflamación y la irritación en las encías. Además, la manzanilla tiene propiedades analgésicas que ayudan a aliviar el dolor de las encías.

Por otro lado, el árnica es una planta medicinal que se ha utilizado tradicionalmente para tratar la inflamación y el dolor. Contiene compuestos antiinflamatorios y analgésicos que ayudan a reducir la hinchazón y el dolor en las encías.

Para preparar el enjuague de manzanilla y árnica, simplemente mezcle una cucharada de flores de manzanilla y una cucharada de flores de árnica en una taza de agua caliente. Deje reposar la mezcla durante 10 minutos y luego cuélela. Use esta mezcla como enjuague bucal dos veces al día después de cepillarse los dientes.

Es importante destacar que el enjuague de manzanilla y árnica no debe reemplazar la visita regular al dentista ni el cepillado y uso del hilo dental diariamente. Sin embargo, su uso regular puede ayudar a reducir la inflamación y el dolor en las encías, así como a prevenir la aparición de la gingivitis.

En conclusión, el enjuague de manzanilla y árnica es una solución natural y efectiva para tratar la gingivitis. Además, su uso regular puede ayudar a prevenir la aparición de esta enfermedad bucal. Los dentistas, padres, médicos y profesionales de la salud conscientes de la importancia de las plantas medicinales para tratar la gingivitis deben considerar este enjuague como una alternativa a los productos químicos y sintéticos.

Enjuague de menta y regaliz

Enjuague de menta y regaliz: Una combinación poderosa para tratar la gingivitis

La gingivitis es una enfermedad periodontal muy común que afecta a millones de personas en todo el mundo. Si bien hay varias formas de tratarla, muchas personas prefieren un enfoque más natural y efectivo. Es aquí donde las hierbas medicinales entran en juego y, en particular, el enjuague de menta y regaliz.

La menta es conocida por sus propiedades refrescantes y su capacidad para reducir la inflamación y el dolor. La regaliz, por otro lado, tiene propiedades antimicrobianas que pueden ayudar a combatir las bacterias causantes de la gingivitis. Juntas, estas dos hierbas forman un enjuague poderoso que puede ayudar a reducir la inflamación, el dolor y la placa dental.

Para preparar el enjuague de menta y regaliz, necesitarás los siguientes ingredientes:

- 1 taza de agua caliente
- 1 cucharada de hojas de menta secas
- 1 cucharada de raíz de regaliz seca

Para prepararlo, simplemente mezcla las hojas de menta y la raíz de regaliz en un tazón y vierte el agua caliente sobre ellas. Deja reposar la mezcla durante unos 15-20 minutos, luego cuela el líquido en otro tazón. ¡Y listo! Ya tienes un enjuague de menta y regaliz casero y efectivo para tratar la gingivitis.

Para usarlo, simplemente enjuaga tu boca con el líquido después de cepillarte los dientes y antes de acostarte. Asegúrate de enjuagar bien y no tragar el líquido. Si tienes alguna reacción alérgica o experimentas algún efecto secundario, suspende su uso y consulta a tu dentista.

En resumen, el enjuague de menta y regaliz es una opción natural y efectiva para tratar la gingivitis. Su combinación de propiedades refrescantes, antiinflamatorias y antimicrobianas lo convierten en una opción ideal para aquellos que buscan una alternativa natural a los enjuagues comerciales. Recuerda que, aunque es efectivo, siempre es importante consultar a un profesional de la salud dental antes de realizar cualquier tratamiento en casa.

Compresas y cataplasmas

Compresas y cataplasmas son una forma efectiva de tratar la gingivitis utilizando plantas medicinales. Estos remedios naturales son muy populares debido a sus propiedades antiinflamatorias y antibacterianas que ayudan a reducir la inflamación y el dolor en las encías.

Las compresas se realizan utilizando hierbas frescas o secas que se aplican directamente sobre las encías afectadas. Las hierbas más populares para las compresas son la salvia, la manzanilla y la menta. La salvia es conocida por sus propiedades antiinflamatorias y antibacterianas, mientras que la manzanilla y la menta tienen un efecto calmante y refrescante en las encías inflamadas.

Para hacer una compresa, se debe preparar una infusión con las hierbas elegidas y dejar enfriar. Luego, se empapa un paño limpio en la infusión y se coloca sobre las encías inflamadas durante unos 10 minutos. Se puede repetir varias veces al día hasta que la inflamación y el dolor disminuyan.

Las cataplasmas, por otro lado, son una mezcla de hierbas frescas o secas con agua tibia, que se aplica directamente sobre las encías afectadas. Las hierbas más comunes para las cataplasmas son la cúrcuma, la raíz de jengibre y el ajo. La cúrcuma tiene propiedades antiinflamatorias y antibacterianas, mientras que el jengibre y el ajo son conocidos por sus propiedades antiinflamatorias y analgésicas.

Para hacer una cataplasma, se debe mezclar las hierbas elegidas con agua tibia hasta formar una pasta. Luego, se aplica la pasta sobre las encías inflamadas y se deja actuar durante unos 15 minutos. Se puede repetir varias veces al día hasta que la inflamación y el dolor disminuyan.

Es importante recordar que estos remedios naturales pueden ser complementarios a los tratamientos convencionales para la gingivitis y no deben ser utilizados como un sustituto. Si los síntomas persisten o empeoran, se debe buscar atención médica de inmediato.

Compresa de caléndula y malva

La compresa de caléndula y malva es una excelente opción para tratar la gingivitis de forma natural y efectiva. Ambas plantas tienen propiedades antiinflamatorias, analgésicas y cicatrizantes, lo que las convierte en una combinación ideal para aliviar los síntomas de esta enfermedad.

Para preparar esta compresa, se recomienda mezclar una cucharada de flores de caléndula y una cucharada de flores de malva en una taza de agua caliente. Dejar reposar durante unos minutos y luego colar la mezcla. Sumergir una gasa o paño limpio en la infusión y aplicar sobre las encías inflamadas durante unos 10-15 minutos. Repetir este proceso dos o tres veces al día para obtener mejores resultados.

La caléndula es una planta que se ha utilizado durante siglos para tratar una amplia variedad de afecciones, incluyendo problemas de la piel, heridas y quemaduras. Sus propiedades antiinflamatorias y cicatrizantes ayudan a reducir la inflamación y promueven la curación de las encías dañadas.

Por su parte, la malva es una planta rica en mucílagos, una sustancia que tiene un efecto calmante y antiinflamatorio sobre las membranas mucosas. Esto la convierte en un remedio natural ideal para tratar la gingivitis, ya que ayuda a reducir la inflamación y el dolor en las encías.

Además de la compresa de caléndula y malva, existen otras plantas medicinales que pueden ayudar a tratar la gingivitis de forma natural. Por ejemplo, el té de manzanilla es otro remedio popular para aliviar la inflamación de las encías, mientras que el aceite esencial de árbol de té puede ayudar a combatir las bacterias que causan la infección.

Es importante recordar que la gingivitis es una enfermedad que debe ser tratada por un profesional de la salud bucal. Sin embargo, los remedios naturales como la compresa de caléndula y malva pueden ser una excelente complemento al tratamiento convencional y contribuir a una recuperación más rápida y efectiva.

Cataplasma de arcilla y eucalipto

La gingivitis es una enfermedad común que afecta la salud dental de muchas personas. Los síntomas incluyen inflamación, enrojecimiento y sangrado de las encías. Aunque hay muchos tratamientos disponibles para la gingivitis, uno que ha demostrado ser efectivo es el uso de cataplasmas de arcilla y eucalipto.

La arcilla es un ingrediente natural que se ha utilizado durante siglos para tratar una variedad de dolencias. Tiene propiedades antiinflamatorias y antifúngicas, lo que la hace ideal para tratar la gingivitis. La arcilla también ayuda a absorber las impurezas y las bacterias de la boca, lo que ayuda a reducir la inflamación y el sangrado.

El eucalipto es otro ingrediente natural que se utiliza comúnmente para tratar la gingivitis. Tiene propiedades antibacterianas y antiinflamatorias, lo que lo convierte en un tratamiento efectivo para la inflamación y el dolor de las encías. También ayuda a reducir el mal aliento y a desinfectar la boca.

Para hacer una cataplasma de arcilla y eucalipto, necesitarás arcilla en polvo y hojas de eucalipto secas. Mezcla la arcilla en polvo con agua hasta que tenga una consistencia suave y aplícala en las encías inflamadas. Luego, coloca las hojas de eucalipto secas sobre la arcilla y déjalas reposar durante al menos 30 minutos. Luego, enjuaga la boca con agua tibia.

Es importante recordar que los tratamientos naturales pueden ser efectivos, pero siempre es mejor consultar con un profesional de la salud antes de probar cualquier tratamiento en casa. Los dentistas y los médicos pueden ayudar a determinar la causa de la gingivitis y recomendar el mejor tratamiento para cada caso individual.

En conclusión, la cataplasma de arcilla y eucalipto puede ser un tratamiento efectivo para la gingivitis. La arcilla ayuda a reducir la inflamación y la eucalipto ayuda a desinfectar la boca y reducir el mal aliento. Si experimentas síntomas de gingivitis, consulta con un profesional de la salud para determinar el mejor tratamiento para ti.

Compresa de clavo de olor y canela

La gingivitis es una afección común que afecta a muchas personas en todo el mundo. Afortunadamente, existen varios remedios naturales que pueden ayudar a tratar la gingivitis y prevenir su reaparición. Uno de estos remedios es la compresa de clavo de olor y canela.

El clavo de olor y la canela son dos plantas medicinales que se han utilizado durante siglos para tratar diversas dolencias. Ambas plantas tienen propiedades antiinflamatorias y antibacterianas que las convierten en excelentes opciones para tratar la gingivitis.

Para hacer una compresa de clavo de olor y canela, necesitarás los siguientes ingredientes:

- 1 cucharada de clavo de olor
- 1 cucharada de canela en polvo
- 1 taza de agua

Instrucciones:

1. Hierve el agua en una olla pequeña.

2. Agrega el clavo de olor y la canela en polvo al agua hirviendo y deja que se cocinen a fuego lento durante unos minutos.

3. Retira la olla del fuego y deja que la mezcla se enfríe un poco.

4. Sumerge una compresa limpia en la mezcla y exprime el exceso de líquido.

5. Aplica la compresa en las encías inflamadas y masajea suavemente durante unos minutos.

6. Repite este proceso dos veces al día durante varios días hasta que la inflamación y el dolor disminuyan.

Es importante tener en cuenta que la compresa de clavo de olor y canela no es un sustituto de la atención dental profesional. Si sufres de gingivitis, debes visitar a tu dentista para recibir un diagnóstico y un plan de tratamiento adecuado. Sin embargo, esta compresa puede ser un complemento útil para el tratamiento de la gingivitis y puede ayudar a aliviar los síntomas mientras esperas la cita con el dentista.

En resumen, la compresa de clavo de olor y canela es un remedio natural efectivo para tratar la gingivitis. Si sufres de esta afección, considera probar este remedio en casa para aliviar la inflamación y el dolor. Recuerda siempre visitar a tu dentista para recibir atención profesional y garantizar una buena salud bucal.

Cómo integrar las hierbas medicinales en el tratamiento de la gingivitis en la consulta dental

La importancia de la educación al paciente sobre las hierbas medicinales

La educación al paciente sobre las hierbas medicinales es fundamental para un tratamiento efectivo de la gingivitis. Muchas personas recurren a las hierbas medicinales como una alternativa natural y efectiva para tratar sus enfermedades bucales, pero es importante que estén bien informadas sobre cómo usarlas de manera segura y efectiva.

Los dentistas, padres, doctores y practicantes de salud deben educar a sus pacientes sobre las hierbas medicinales y cómo pueden ayudar en el tratamiento de la gingivitis. Es importante que los pacientes comprendan que las hierbas medicinales no son una cura milagrosa, sino que deben ser utilizadas en combinación con una buena higiene bucal y otros tratamientos recomendados por un profesional de la salud.

La educación al paciente también debe incluir información sobre los posibles efectos secundarios y contraindicaciones de las hierbas medicinales. Algunas hierbas pueden interactuar con medicamentos recetados y causar efectos no deseados. Por lo tanto, es esencial que los pacientes informen a su médico o dentista sobre cualquier hierba medicinal que estén tomando antes de comenzar cualquier tratamiento.

Además, es importante que los pacientes aprendan a reconocer la calidad de las hierbas medicinales que están comprando. La calidad y la pureza de las hierbas pueden variar ampliamente, y algunos productos pueden estar adulterados o contaminados. Los pacientes deben comprar hierbas medicinales de fuentes confiables y asegurarse de que las etiquetas indiquen la pureza y la calidad del producto.

En resumen, la educación al paciente sobre las hierbas medicinales es crucial para un tratamiento efectivo de la gingivitis. Los pacientes deben estar informados sobre cómo usar las hierbas medicinales de manera segura y efectiva, los posibles efectos secundarios y contraindicaciones, y cómo reconocer la calidad de las hierbas que están comprando. Con la información adecuada, los pacientes pueden utilizar las hierbas medicinales como una herramienta valiosa en la lucha contra la gingivitis y otras enfermedades bucales.

Recomendaciones para el uso de hierbas medicinales en la higiene bucal

Las hierbas medicinales han sido utilizadas desde tiempos remotos para tratar diversas enfermedades, y la gingivitis no es la excepción. A continuación, se presentan algunas recomendaciones para el uso de hierbas medicinales en la higiene bucal:

1. Infusión de salvia: La salvia es una hierba que tiene propiedades antiinflamatorias y antisépticas, lo que la convierte en un excelente remedio natural para tratar la gingivitis. Para preparar una infusión de salvia, se deben hervir algunas hojas en agua durante unos minutos, dejar enfriar y enjuagar la boca con la infusión.

2. Aceite esencial de árbol de té: El aceite esencial de árbol de té es un poderoso antiséptico natural que puede ayudar a reducir la inflamación y el dolor asociados con la gingivitis. Para utilizarlo, se puede añadir unas gotas de aceite esencial de árbol de té a un poco de agua y enjuagar la boca con la mezcla.

3. Infusión de manzanilla: La manzanilla es una hierba con propiedades antiinflamatorias y calmantes que puede ayudar a aliviar los síntomas de la gingivitis. Para preparar una infusión de manzanilla, se deben hervir algunas flores en agua durante unos minutos, dejar enfriar y enjuagar la boca con la infusión.

4. Aceite de coco: El aceite de coco es un excelente remedio natural para tratar la gingivitis debido a sus propiedades antibacterianas y antiinflamatorias. Para utilizarlo, se debe hacer un enjuague bucal con una cucharada de aceite de coco durante unos minutos y luego escupir.

5. Infusión de tomillo: El tomillo es una hierba con propiedades antibacterianas y antiinflamatorias que puede ayudar a reducir la inflamación y prevenir la aparición de bacterias en la boca. Para preparar una infusión de tomillo, se deben hervir algunas hojas en agua durante unos minutos, dejar enfriar y enjuagar la boca con la infusión.

En conclusión, el uso de hierbas medicinales puede ser una alternativa natural y efectiva para tratar la gingivitis. Sin embargo, es importante recordar que estas recomendaciones no deben reemplazar el tratamiento médico y que es necesario consultar a un profesional de la salud antes de utilizar cualquier remedio natural. Además, es fundamental mantener una buena higiene bucal y visitar al dentista regularmente para prevenir y tratar la gingivitis.

Cómo preparar y aplicar los remedios caseros con hierbas medicinales

Cómo preparar y aplicar los remedios caseros con hierbas medicinales

Las hierbas medicinales son una excelente opción para tratar la gingivitis de forma natural. La buena noticia es que no es necesario ser un experto en el tema para preparar y aplicar los remedios caseros con hierbas medicinales.

Lo primero que debemos hacer es elegir las hierbas adecuadas. En el caso de la gingivitis, algunas de las mejores opciones son el aloe vera, la salvia, el té verde, la manzanilla y el tomillo. Estas hierbas tienen propiedades antiinflamatorias, antibacterianas y cicatrizantes que ayudarán a aliviar los síntomas de la gingivitis.

Una vez que tenemos las hierbas, podemos preparar diferentes remedios caseros. Por ejemplo, para hacer una infusión de salvia, necesitaremos una cucharada de hojas de salvia secas por cada taza de agua caliente. Dejamos reposar durante unos 10 minutos y luego colamos. Esta infusión puede ser utilizada como enjuague bucal varias veces al día.

Otro remedio casero muy efectivo es el gel de aloe vera. Para prepararlo, necesitaremos una hoja de aloe vera fresca. Cortamos la hoja por la mitad y extraemos el gel con una cuchara. Este gel puede ser aplicado directamente sobre las encías inflamadas varias veces al día para aliviar el dolor y reducir la inflamación.

El té verde también puede ser utilizado para tratar la gingivitis. Preparamos una taza de té verde y la dejamos enfriar. Luego, utilizamos esta infusión como enjuague bucal varias veces al día. El té verde tiene propiedades antibacterianas que ayudarán a eliminar las bacterias que causan la gingivitis.

La manzanilla y el tomillo también son excelentes opciones para tratar la gingivitis. Podemos preparar una infusión con estas hierbas y utilizarla como enjuague bucal varias veces al día. Estas hierbas tienen propiedades antiinflamatorias y antibacterianas que ayudarán a reducir la inflamación y eliminar las bacterias.

En resumen, preparar y aplicar remedios caseros con hierbas medicinales para tratar la gingivitis es una forma natural y efectiva de aliviar los síntomas de esta enfermedad. Con las hierbas adecuadas y un poco de conocimiento, podemos cuidar nuestra salud bucal de forma sencilla y económica.

Precauciones y contraindicaciones en el uso de hierbas medicinales para tratar la gingivitis

Precauciones en el uso de hierbas medicinales

La medicina natural se ha convertido en una alternativa muy popular para el tratamiento de diversas enfermedades, incluyendo la gingivitis. Las hierbas medicinales pueden ser muy efectivas para tratar esta condición, pero es importante tener en cuenta ciertas precauciones para evitar posibles efectos secundarios o interacciones con otros medicamentos.

En primer lugar, es esencial que las hierbas medicinales utilizadas para el tratamiento de la gingivitis sean de alta calidad y que hayan sido cultivadas y procesadas adecuadamente. Las hierbas deben ser compradas en tiendas especializadas en plantas medicinales y no en lugares donde se venden productos de dudosa procedencia.

En segundo lugar, es importante que las hierbas medicinales sean utilizadas en las dosis recomendadas. El exceso de dosis puede ser perjudicial para la salud y, en algunos casos, puede provocar efectos secundarios graves.

Otra precaución importante es evitar el uso de hierbas medicinales durante el embarazo y la lactancia, a menos que sea recomendado por un profesional de la salud. Algunas hierbas pueden ser abortivas o pueden afectar el desarrollo del feto.

También es importante tener en cuenta posibles interacciones con otros medicamentos. Algunas hierbas pueden interactuar con medicamentos recetados por un médico, por lo que es importante informar al profesional de la salud sobre el uso de hierbas medicinales.

Por último, es importante recordar que las hierbas medicinales no son una cura milagrosa para la gingivitis. Si los síntomas persisten o empeoran, es importante buscar atención médica y dental de un profesional de la salud.

En resumen, el uso de hierbas medicinales para tratar la gingivitis puede ser efectivo, pero es importante tomar precauciones para evitar posibles efectos secundarios o interacciones con otros medicamentos. Es recomendable buscar asesoramiento de un profesional de la salud en caso de duda o si los síntomas persisten.

Interacciones con medicamentos

La gingivitis se puede tratar de diferentes formas, y una de ellas es a través del uso de plantas medicinales. Sin embargo, es importante tener en cuenta que estas hierbas pueden interactuar con otros medicamentos que esté tomando el paciente. En este subcapítulo, hablaremos de las interacciones con medicamentos que deben tener en cuenta los dentistas, padres, doctores, y demás profesionales de la salud.

Es importante destacar que algunos medicamentos pueden aumentar o disminuir los efectos de las hierbas medicinales. Por ejemplo, los anticoagulantes pueden aumentar el riesgo de sangrado cuando se toman con hierbas como la ginkgo biloba o el ajo. Por otro lado, algunos medicamentos como los antiácidos pueden disminuir la absorción de hierbas como la equinácea.

También es importante tener en cuenta que algunas hierbas pueden tener efectos similares a los medicamentos recetados. Por ejemplo, la hierba de San Juan puede interactuar con medicamentos antidepresivos y aumentar el riesgo de efectos secundarios. Otro ejemplo es la salvia, que puede tener efectos similares a los medicamentos para la presión arterial.

Por esta razón, es fundamental que los pacientes informen a su dentista o médico sobre todos los medicamentos que estén tomando, incluyendo hierbas medicinales y suplementos nutricionales. De esta forma, se pueden evitar interacciones peligrosas y se puede ajustar la dosis o el tratamiento según corresponda.

En conclusión, las hierbas medicinales son una opción natural y efectiva para tratar la gingivitis, pero es importante tener en cuenta las interacciones con medicamentos que puedan afectar su efectividad o seguridad. Por lo tanto, es fundamental que los profesionales de la salud estén informados sobre estas interacciones y que los pacientes informen sobre todos los medicamentos que estén tomando para garantizar un tratamiento seguro y efectivo.

Alergias

Las alergias son una respuesta inmunológica exagerada del cuerpo a una sustancia extraña, llamada alérgeno. Aunque pueden manifestarse en diferentes partes del cuerpo, la mayoría de las veces se manifiestan en la piel, los ojos, las vías respiratorias y el sistema digestivo. Las alergias pueden ser causadas por diferentes tipos de alérgenos, como alimentos, medicamentos, productos químicos, polen o pelo de animales, entre otros.

En el contexto de la gingivitis, es importante tener en cuenta que algunas alergias pueden afectar la salud bucal. Por ejemplo, algunas personas pueden ser alérgicas a ciertos alimentos que consumen regularmente, como los frutos secos, el marisco o los lácteos. Estas alergias pueden manifestarse en la boca como hinchazón, enrojecimiento o picazón en las encías, lo que puede empeorar la gingivitis.

Además, algunos medicamentos que se usan para tratar otras alergias, como los antihistamínicos, pueden causar sequedad en la boca y reducir la cantidad de saliva, lo que aumenta el riesgo de caries y gingivitis.

Por otro lado, algunas hierbas y plantas medicinales también pueden causar alergias en algunas personas. Por ejemplo, la manzanilla y el aloe vera son plantas comúnmente utilizadas en la medicina natural para tratar la gingivitis, pero algunas personas pueden ser alérgicas a ellas. Es importante conocer las posibles reacciones alérgicas de las hierbas y plantas medicinales antes de utilizarlas para tratar la gingivitis.

En resumen, las alergias pueden afectar la salud bucal y empeorar la gingivitis. Es importante conocer las posibles alergias a los alimentos, medicamentos y hierbas que se utilizan para tratar la gingivitis, y tomar medidas preventivas para evitar reacciones alérgicas. Si se sospecha que se tiene una alergia, es importante consultar con un profesional de la salud para recibir un diagnóstico preciso y un tratamiento adecuado.

Sobredosis

Sobredosis

Es importante recordar que, aunque las hierbas medicinales son una herramienta poderosa para tratar la gingivitis, deben ser tomadas con precaución. Una sobredosis de una hierba en particular puede tener efectos negativos en el cuerpo, especialmente en los niños y las mujeres embarazadas o lactantes.

Es esencial seguir las indicaciones de dosificación recomendadas por un profesional de la salud para cada hierba. Además, debe tener cuidado al combinar diferentes hierbas, ya que pueden interactuar y causar reacciones no deseadas en el cuerpo.

Si cree que ha tomado una sobredosis de una hierba medicinal, debe buscar atención médica de inmediato. Los síntomas de una sobredosis pueden incluir náuseas, vómitos, diarrea, dolores de cabeza, mareos y, en casos severos, convulsiones y coma.

También es importante tener en cuenta que algunas hierbas pueden interactuar con medicamentos recetados, por lo que siempre es mejor consultar con un médico antes de tomar cualquier hierba medicinal.

En resumen, las hierbas medicinales son una herramienta valiosa para tratar la gingivitis, pero deben ser tomadas con precaución. Siga las indicaciones de dosificación recomendadas y tenga cuidado al combinar diferentes hierbas. Si cree que ha tomado una sobredosis, busque atención médica de inmediato. Y siempre consulte con un médico antes de tomar cualquier hierba medicinal si está tomando medicamentos recetados.

Hierbas medicinales contraindicadas en el tratamiento de la gingivitis

La gingivitis es una enfermedad muy común que afecta a muchas personas en todo el mundo. Se caracteriza por la inflamación de las encías, lo que puede causar dolor, sangrado y sensibilidad dental. Afortunadamente, hay muchas hierbas medicinales que pueden ayudar a tratar la gingivitis de forma natural y efectiva. Sin embargo, es importante tener en cuenta que no todas las hierbas son adecuadas para todas las personas, y algunas pueden estar contraindicadas en el tratamiento de la gingivitis.

Una hierba que debe evitarse es el ajo. A pesar de que el ajo tiene propiedades antibacterianas y antiinflamatorias, puede aumentar el riesgo de sangrado en las encías al diluir la sangre. Si toma medicamentos anticoagulantes, debe evitar el ajo y consultar a su médico antes de usar cualquier hierba medicinal.

Otra hierba que debe evitarse es la salvia. Aunque la salvia es conocida por sus propiedades antiinflamatorias y antibacterianas, puede causar sequedad en la boca, lo que puede empeorar la gingivitis al permitir que las bacterias proliferen en la boca. Si tiene problemas de sequedad en la boca, debe evitar la salvia y consultar a su médico antes de usar cualquier hierba medicinal.

La equinácea también debe evitarse en el tratamiento de la gingivitis. Aunque la equinácea es conocida por sus propiedades inmunomoduladoras y antibacterianas, puede causar una reacción alérgica en algunas personas. Si es alérgico a la ambrosía, la manzanilla o las margaritas, debe evitar la equinácea y consultar a su médico antes de usar cualquier hierba medicinal.

En general, es importante tener en cuenta que cada persona es única y que puede reaccionar de manera diferente a las hierbas medicinales. Siempre consulte a su médico antes de usar cualquier hierba medicinal para tratar la gingivitis. Además, si experimenta algún efecto secundario, como irritación de la piel, náuseas o mareos, debe detener el uso de la hierba medicinal de inmediato y consultar a su médico.

Ruda

La Ruda es una planta medicinal muy conocida por sus propiedades curativas. Es originaria de la región mediterránea y se ha utilizado desde la antigüedad para tratar diversas enfermedades. En este caso, hablaremos de cómo puede ayudar a tratar la gingivitis.

La gingivitis es una enfermedad inflamatoria de las encías que puede causar dolor, sangrado y enrojecimiento. La Ruda contiene compuestos naturales que pueden ayudar a reducir la inflamación y el dolor en las encías.

Además, la Ruda tiene propiedades antibacterianas que pueden ayudar a eliminar las bacterias que causan la gingivitis. Las investigaciones han demostrado que la Ruda puede ser efectiva contra la bacteria Streptococcus mutans, una de las principales causas de la gingivitis.

Para utilizar la Ruda para tratar la gingivitis, se puede preparar una infusión con sus hojas y flores. Se recomienda beber una taza de esta infusión después de cada comida para ayudar a mantener las encías sanas.

Sin embargo, es importante tener en cuenta que la Ruda no debe ser utilizada por mujeres embarazadas, ya que puede causar contracciones uterinas y provocar abortos. También puede ser tóxica si se consume en grandes cantidades.

En resumen, la Ruda puede ser una opción natural para tratar la gingivitis. Sus propiedades antibacterianas y antiinflamatorias pueden ayudar a reducir los síntomas de la enfermedad y mantener las encías sanas. Sin embargo, es importante utilizarla con precaución y consultar a un profesional de la salud antes de utilizarla.

Hiedra

La hiedra es una planta medicinal que se ha utilizado desde la antigüedad para tratar diversas afecciones, entre ellas la gingivitis. Gracias a sus propiedades antiinflamatorias y antibacterianas, la hiedra puede ayudar a reducir la inflamación y el dolor en las encías, así como a prevenir la acumulación de placa bacteriana.

La hiedra contiene una sustancia conocida como hederacosido C, que se ha demostrado que tiene un efecto antiinflamatorio en el cuerpo. Esta sustancia puede ayudar a reducir la inflamación en las encías y a aliviar el dolor asociado con la gingivitis. Además, la hiedra también contiene sustancias antibacterianas que pueden ayudar a prevenir la acumulación de placa bacteriana en los dientes y las encías.

Para utilizar la hiedra como tratamiento para la gingivitis, se puede preparar una infusión con sus hojas y utilizarla como enjuague bucal. Para ello, se deben hervir las hojas de hiedra en agua durante unos minutos, dejar enfriar y filtrar el líquido. Luego, se puede utilizar la infusión como enjuague bucal varias veces al día para reducir la inflamación y el dolor en las encías.

Es importante destacar que la hiedra no debe ser utilizada como sustituto del tratamiento dental, sino como complemento. Es necesario visitar al dentista regularmente para recibir un diagnóstico y tratamiento adecuados para la gingivitis, y utilizar la hiedra como parte de un enfoque integral para mantener la salud bucal.

En resumen, la hiedra es una planta medicinal con propiedades antiinflamatorias y antibacterianas que pueden ser beneficiosas para tratar la gingivitis. Al preparar una infusión con sus hojas y utilizarla como enjuague bucal, se puede reducir la inflamación y el dolor en las encías, así como prevenir la acumulación de placa bacteriana. Sin embargo, es importante utilizar la hiedra como complemento del tratamiento dental y no como sustituto.

Digital

El mundo digital ha revolucionado la forma en que la información médica se comparte y se consume. La gingivitis no es la excepción. Hoy en día, hay más recursos digitales que nunca para ayudar a las personas a prevenir y tratar esta enfermedad de las encías.

En primer lugar, los dentistas y otros profesionales de la salud pueden utilizar aplicaciones móviles y herramientas en línea para educar a sus pacientes sobre la gingivitis y cómo prevenirla. Estas herramientas pueden incluir videos educativos, infografías y cuestionarios en línea para evaluar el riesgo de gingivitis de un paciente.

Además, los padres pueden encontrar recursos digitales útiles para enseñar a sus hijos sobre la importancia de la higiene bucal y cómo prevenir la gingivitis. Hay juegos de aplicaciones móviles y sitios web para niños que pueden enseñarles de manera divertida sobre la higiene bucal y la importancia de cepillarse los dientes y usar hilo dental.

Los pacientes también pueden aprovechar la tecnología para controlar y mejorar su propia salud bucal. Hay aplicaciones móviles que pueden ayudar a los pacientes a llevar un registro de su cepillado y uso de hilo dental, así como recordatorios para programar citas dentales regulares.

En cuanto a la medicina herbal, las personas que buscan tratamientos naturales para la gingivitis pueden encontrar recursos digitales muy útiles. Hay muchos blogs y sitios web dedicados a la medicina herbal, así como grupos de redes sociales donde los pacientes pueden compartir información y experiencias.

En resumen, el mundo digital ofrece una gran cantidad de recursos y herramientas para ayudar a prevenir y tratar la gingivitis. Los profesionales de la salud pueden utilizar estas herramientas para educar a sus pacientes, mientras que los pacientes pueden utilizarlas para controlar y mejorar su propia salud bucal. Además, los pacientes que buscan tratamientos naturales pueden encontrar recursos digitales útiles para la medicina herbal.

Consuelda

Consuelda es una planta medicinal muy efectiva en el tratamiento de la gingivitis. Esta planta es nativa de Europa y Asia, y ha sido utilizada por sus propiedades curativas desde tiempos antiguos. La consuelda es rica en alantoína, una sustancia que ayuda a regenerar los tejidos dañados y promueve la curación de heridas.

La consuelda es una planta perenne que crece hasta una altura de 1,5 metros. Tiene hojas grandes y peludas, con flores de color púrpura y rosa. La raíz de la consuelda es la parte de la planta que se utiliza con fines medicinales. La raíz se cosecha en otoño después de que la planta haya florecido.

La consuelda se puede utilizar de varias maneras para tratar la gingivitis. Una de las formas más efectivas es hacer una infusión con la raíz de la planta. Para hacer la infusión, se debe tomar una cucharadita de raíz seca y añadir a una taza de agua caliente. Dejar reposar durante unos 10 minutos y luego filtrar. Se puede beber la infusión dos veces al día después de las comidas.

Otra forma de utilizar la consuelda es hacer una pasta con la raíz seca. Se debe moler la raíz seca hasta que se convierta en un polvo fino y luego se mezcla con agua para formar una pasta. Se aplica la pasta directamente sobre las encías inflamadas y se deja actuar durante unos 10 minutos antes de retirarla con agua tibia.

La consuelda también se puede utilizar en forma de enjuague bucal. Para hacer el enjuague, se debe mezclar una cucharadita de raíz seca con una taza de agua caliente. Dejar reposar durante unos 10 minutos y luego filtrar. Se puede utilizar esta solución como enjuague bucal después de cepillarse los dientes.

Es importante tener en cuenta que la consuelda no debe ser utilizada durante un período prolongado de tiempo, ya que puede ser tóxica para el hígado. Es recomendable utilizarla por un máximo de dos semanas y luego hacer una pausa de dos semanas antes de volver a utilizarla.

En conclusión, la consuelda es una planta medicinal muy efectiva en el tratamiento de la gingivitis. Su uso puede ayudar a reducir la inflamación de las encías y promover la curación de las heridas. Sin embargo, es importante utilizarla con precaución y bajo la supervisión de un profesional de la salud.

Conclusión

Recapitulación de los beneficios de las hierbas medicinales en el tratamiento de la gingivitis

La gingivitis es una afección común que afecta a muchas personas en todo el mundo. Es una inflamación de las encías que puede ser causada por una variedad de factores, como la acumulación de placa bacteriana, el tabaquismo y una mala higiene bucal. Afortunadamente, hay muchas hierbas medicinales que pueden ayudar a tratar esta afección y mejorar la salud de las encías.

Entre los beneficios de las hierbas medicinales para tratar la gingivitis, se encuentran:

1. Propiedades antiinflamatorias: muchas hierbas tienen propiedades antiinflamatorias que pueden ayudar a reducir la inflamación de las encías y aliviar el dolor asociado con la gingivitis. Algunas hierbas que tienen propiedades antiinflamatorias incluyen la manzanilla, la menta y el tomillo.

2. Propiedades antibacterianas: la mayoría de las hierbas medicinales tienen propiedades antibacterianas que pueden ayudar a eliminar las bacterias que causan la gingivitis. Algunas hierbas que tienen propiedades antibacterianas incluyen el eucalipto, el jengibre y el orégano.

3. Propiedades astringentes: algunas hierbas tienen propiedades astringentes que pueden ayudar a reducir la inflamación de las encías y a fortalecer los tejidos gingivales. Algunas hierbas que tienen propiedades astringentes incluyen la salvia, la corteza de roble y el té verde.

4. Propiedades analgésicas: algunas hierbas tienen propiedades analgésicas que pueden ayudar a aliviar el dolor asociado con la gingivitis. Algunas hierbas que tienen propiedades analgésicas incluyen la manzanilla, el clavo de olor y la cúrcuma.

En conclusión, las hierbas medicinales tienen muchos beneficios para tratar la gingivitis y mejorar la salud de las encías. Es importante recordar que siempre debe consultar a un profesional de la salud antes de utilizar hierbas medicinales para tratar cualquier enfermedad o afección.

Importancia de la integración de la medicina alternativa en la odontología moderna

La integración de la medicina alternativa en la odontología moderna es de gran importancia debido a los beneficios que puede ofrecer para el tratamiento de diversas afecciones bucales, como la gingivitis. Las plantas medicinales, por ejemplo, son una fuente natural de compuestos activos que pueden ayudar a combatir la inflamación y la infección en las encías.

Además, la medicina alternativa puede ser una opción para aquellos pacientes que buscan soluciones más naturales y menos invasivas para su tratamiento dental. Los dentistas y otros profesionales de la salud pueden trabajar en conjunto con los practicantes de medicina alternativa para ofrecer un enfoque más completo y personalizado a sus pacientes.

La integración de la medicina alternativa en la odontología moderna también puede ayudar a abordar la causa subyacente de la gingivitis, en lugar de simplemente tratar los síntomas. Por ejemplo, la dieta y el estilo de vida pueden desempeñar un papel importante en la salud bucal, y los profesionales de la salud pueden trabajar con los pacientes para mejorar estos aspectos de su vida.

En resumen, la integración de la medicina alternativa en la odontología moderna puede proporcionar una opción más natural y personalizada para el tratamiento de la gingivitis y otras afecciones bucales. Los pacientes pueden beneficiarse de un enfoque más completo que aborda la causa subyacente de su problema y los profesionales de la salud pueden ofrecer soluciones más personalizadas y efectivas para sus pacientes.

Recomendaciones finales para el uso seguro y efectivo de hierbas medicinales en el tratamiento de la gingivitis.

La gingivitis es una enfermedad que afecta a gran parte de la población mundial. En la búsqueda de tratamientos efectivos y seguros, muchas personas han optado por el uso de hierbas medicinales. Sin embargo, antes de utilizarlas es importante tener en cuenta algunas recomendaciones finales que aseguren su uso seguro y efectivo.

En primer lugar, es fundamental consultar con un profesional de la salud antes de utilizar cualquier hierba medicinal. Aunque muchas de ellas son seguras, algunas pueden tener interacciones con medicamentos o causar efectos secundarios en personas con ciertas condiciones de salud.

Además, es importante conocer la dosis adecuada y la forma de preparación de la hierba medicinal. Algunas pueden ser tóxicas si se consumen en grandes cantidades o si se preparan de forma incorrecta. Por lo tanto, se recomienda seguir las instrucciones de un experto en plantas medicinales o de un libro de referencia confiable.

Otro aspecto a tener en cuenta es la calidad de las hierbas medicinales que se utilizan. Es importante adquirirlas en tiendas especializadas o a proveedores confiables que garanticen su calidad y pureza. Además, se recomienda evitar el uso de hierbas que hayan sido recolectadas en zonas contaminadas o que hayan sido tratadas con pesticidas u otros químicos.

Finalmente, es importante tener en cuenta que el uso de hierbas medicinales no debe reemplazar el tratamiento médico convencional. Si bien pueden ser un complemento eficaz en el tratamiento de la gingivitis, es importante seguir las recomendaciones de un profesional de la salud y mantener un cuidado adecuado de la higiene bucal.

En conclusión, el uso de hierbas medicinales puede ser una alternativa segura y efectiva en el tratamiento de la gingivitis. Sin embargo, es importante seguir las recomendaciones finales antes mencionadas para asegurar su uso adecuado y obtener los mejores resultados en la salud bucal.

www.ingramcontent.com/pod-product-compliance
Lightning Source LLC
Chambersburg PA
CBHW080817220526
45466CB00011BB/3600